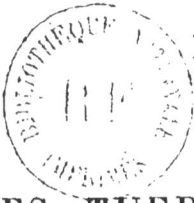

MANUEL

DE LA SURVEILLANCE

DES TUERIES ET DES VIANDES

MANUEL

A L'USAGE DES

Préposés Municipaux

A LA SURVEILLANCE

DES TUERIES ET DES VIANDES

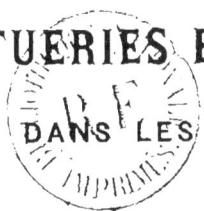

DANS LES CAMPAGNES

PAR MM.

FRANÇOIS, ✳, O ✳

Vétérinaire départemental du Loiret
Chef du service des épizooties

R. BISSAUGE, C✳, OI✳

Vétérinaire
Inspecteur suppléant des abattoirs d'Orléans

Deuxième édition, revue et augmentée

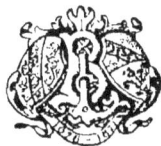

BERGER-LEVRAULT ET Cie, ÉDITEURS

PARIS
RUE DES BEAUX-ARTS, 5-7

NANCY
RUE DES GLACIS, 18

1910

INTRODUCTION

Dans les communes où il n'existe ni abattoirs ni vétérinaires, les maires du département ont été invités par M. le préfet du Loiret à confier à des préposés spéciaux la surveillance des tueries particulières et la vérification des viandes destinées à la consommation.

Afin de faciliter la tâche de ces préposés, la commission chargée par M. le préfet d'étudier les moyens de combattre la tuberculose a demandé que des instructions aussi sommaires que possible fussent mises à leur disposition.

C'est pour répondre à ce désir que nous avons préparé le présent manuel, qui est destiné à initier les préposés à leur rôle spécial et à les mettre à même de discerner les cas où la présence du vétérinaire sera nécessaire.

La première édition de cette brochure, faite par les soins de la préfecture du Loiret, pour les besoins du service sanitaire, n'a pas été mise dans le commerce de la librairie; elle fut vite épuisée.

Nous n'avons pu satisfaire, à titre gracieux, qu'un certain nombre de demandes qui nous sont parvenues de tous côtés à titre documentaire.

En raison de la généralisation de l'inspection des

tueries particulières dans la plupart des départements, nous avons cru faire œuvre utile en préparant aujourd'hui une nouvelle édition revue et un peu augmentée, nous permettant de mettre le *Manuel des préposés* à la disposition de toutes les communes où le service d'inspection est organisé ou sur le point de l'être.

Nous pensons que ces instructions pourront également servir à l'éducation des sous-officiers et soldats chargés de la réception des viandes.

Pour mettre à jour ce manuel qui datait de plus de dix ans, nous nous sommes inspirés de notre expérience et nous avons puisé dans les nouveaux traités récemment parus de Galtier, Martel, Monier et Huon.

La nécessité de l'inspection des viandes dans les tueries particulières n'est plus à démontrer. Il est reconnu que certaines viandes insalubres peuvent causer un véritable danger à la santé publique. Depuis longtemps la surveillance des viandes était faite dans les villes pourvues d'un abattoir, mais les tueries de campagne restaient sans contrôle. Les lois du 5 avril 1884, du 21 juin 1898, 1er août et 8 janvier 1905 ont comblé cette lacune; le décret du 6 octobre 1904 et la circulaire ministérielle du 25 juillet 1908 ont complété l'organisation de l'inspection des tueries particulières et des viandes de boucherie.

C'est aux maires des communes qu'il appartient d'instituer et d'organiser ce service. Les préfets peuvent mettre les maires en demeure de le faire et se substituer à eux en cas de refus ou de négligence.

Dans un grand nombre de communes pourvues de tueries particulières (boucheries et charcuteries) il n'existe pas de vétérinaire pour assurer le service régulier d'inspection. Il était de toute nécessité de prévoir la nomination d'un préposé local pour surveiller ces tueries, avec des pouvoirs limités, exerçant ses fonctions sous le contrôle du vétérinaire désigné par le maire.

Sans cette adjonction, la surveillance serait matériellement impossible et deviendrait trop onéreuse; certains vétérinaires auraient à visiter un trop grand nombre de tueries plus ou moins éloignées de leur résidence, le jour d'abatage étant à peu près le même dans chaque région.

En attendant la création de petits abattoirs communaux ou intercommunaux, le préposé est indispensable et le service d'inspection à deux degrés seul pratique.

Rôle du préposé

Le rôle du préposé doit être exclusivement un rôle de surveillance : examiner les animaux au moment de l'abatage, les organes et les viandes qui en proviennent; veiller à la propreté et à la bonne tenue de l'établissement, au nettoyage des ustensiles, et, principalement, *signaler au maire et au vétérinaire inspecteur tous les cas qui lui semblent suspects.* Le préposé n'a pas le droit de saisie, si ce n'est pour des parties peu importantes et avec le consentement du boucher; il estampille les viandes abattues qui lui paraissent saines; il doit également exiger que les animaux à sacrifier soient traités avec douceur, sans brutalités inutiles qui peuvent déprécier les viandes.

Le vétérinaire désigné par le maire et agréé par le préfet devra visiter inopinément chaque établissement au moins deux fois par mois et se rendre le plus tôt possible à toute réquisition du maire.

Bien que le rôle du préposé soit modeste, il devra être initié à son service par le vétérinaire, soit en visitant les animaux et les viandes avec lui pendant quelque temps, soit mieux en assistant à quelques séances d'abatage dans un abattoir public les jours où les animaux sont nombreux.

Pour l'inspection des viandes, un peu de pratique est indispensable et aucun manuel ne peut y suppléer entièrement. Avec un peu de connaissances, de la bonne volonté et de l'honnêteté le préposé peut et doit rendre de grands services à l'hygiène publique.

INSTRUCTIONS

destinées aux agents municipaux préposés à la surveillance des tueries et à l'inspection des viandes dans les campagnes.

I — Estampillage des viandes

L'estampillage des viandes à l'aide d'un cachet spécial, portant le nom de la commune, est indispensable pour le contrôle et pour une garantie visible.

Généralement, on marque le haut et le bas des gros morceaux et certains abats; ce mode est parfois insuffisant pour les viandes foraines colportées d'un pays à l'autre; il serait à désirer que l'estampille-rouleau qui marque les morceaux dans toute leur longueur soit partout adoptée.

Il est utile de signaler ici l'usage de fausses estampilles employées par certains vendeurs peu scrupuleux. Le décalque des marques officielles peut être obtenu à l'aide d'une pomme de terre fraîchement coupée, d'un papier à cigarette, ou même de la peau de la main et reporté sur une viande non visitée. Le timbre-rouleau éviterait la possibilité de cette fraude; dans tous les cas, les marques décalquées sont moins nettes et toujours baveuses, on les reconnait assez facilement avec un peu d'habitude.

II — Examen d'un animal

1º **Vivant.** — Regarder l'animal à distance pour juger de sa démarche, de l'aisance de ses mouvements, de ses aplombs. Approcher et inspecter la peau, le nez, les yeux, la bouche, les cornes, les oreilles, les onglons, etc. Faire le tour du sujet; tirer la peau des côtes; pincer, en appuyant, la colonne vertébrale en arrière du garrot; s'assurer, s'il y a lieu, de l'état des excréments, des urines, etc.

2º **Abattu.** — A l'ouverture, examiner les tissus sous la peau, le sang qui s'écoule; jeter un coup d'œil dans la poitrine, dans l'abdomen, sur les rognons et les organes; examiner isolément les poumons, le cœur, le dedans des côtes, les estomacs et intestins, le foie, la rate, les reins, la vessie et la matrice, ainsi que les régions de la langue et de la gorge.

Si l'animal est en quartiers se rendre compte de l'aspect de la viande, de sa couleur, de son odeur, de sa consistance, de l'état et de l'aspect des graisses, des signes fournis par les vaisseaux sanguins; rechercher, en un mot, s'il n'y aurait rien d'anormal qui puisse fixer l'attention. Avec un peu d'habitude, cet examen se fait très rapidement.

III — Caractères des animaux sains

Tout le monde, à la campagne, est à même de discerner si un animal est bien portant ou s'il est malade.

Le **bœuf** (ou la vache) en bonne santé présente les caractères suivants : debout, il se tient d'aplomb sur ses membres ; sa démarche est aisée, régulière ; la tête est haute, droite, libre ; l'œil est clair, vif, brillant ; le dedans des paupières est rosé ; les oreilles ont la température du corps ; le mufle est frais, humide ; la bouche fraîche, sans bave, ni lésion des gencives ou de la langue ; les naseaux sont propres, rosés, sans jetage ni boutons ; l'air expiré est sans odeur.

La peau est souple, onctueuse, facile à pincer et à détacher, le poil est lustré ; la respiration est régulière ; la pression de l'échine, en arrière du garrot, fait fléchir l'animal sans provoquer de plainte ; les excréments et les urines ont leur aspect ordinaire, sans odeur forte, ni mélange de mucosités plus ou moins sanguinolentes.

Couché, l'animal en bonne santé porte et tourne la tête librement ; tout en ruminant, il repose sur le bord inférieur de la poitrine, inclinée d'un côté ou de l'autre, la tête non allongée sur le sol. En se relevant, il se « détire » en voussant les reins.

Le **veau** bien portant se montre gai, vif ; il saute et gambade. Il se détire également en se relevant. Il présente à peu près les mêmes signes de santé que la vache : mufle rosé et frais ; poil onctueux, lisse, etc.

Le **mouton** sain est fier, vigoureux ; il se défend vivement quand on veut le saisir. Il se couche et rumine dans les mêmes conditions que la vache, et se détire de même en se relevant. Les gencives, les conjonctives sont nettes et rosées ; les naseaux frais, propres, sans jetage ni boutons; la respiration est calme; le flanc régulier, non gonflé. La laine, souple, ne s'arrache pas facilement.

Le **porc** est vif, difficile à prendre (sauf dans un état de graisse prononcé); la bouche, le groin sont frais et propres, sans bave; la peau blanche ou rosée est nette, sans rougeurs plus ou moins foncées dans les dessous; les soies sont brillantes et résistent à l'arrachement. L'animal se couche sur le ventre, un peu de côté, et se lève brusquement, en poussant un grognement plus ou moins aigu, lorsqu'on le dérange. La queue est en tire-bouchon; les excréments assez fermes, etc., etc.

L'absence d'un ou de plusieurs de ces signes de santé doivent faire regarder l'animal avec plus de soin après abatage.

IV — Signes fournis par les animaux malades

On sera amené à reconnaître qu'un animal est malade s'il a mauvais aspect, s'il est triste, abattu, s'il porte la tête basse; lorsque sa démarche est lourde, pénible, chancelante; quand l'œil est enfoncé, vitreux, pâle ou injecté; quand la respiration est agitée; quand il tousse ou se plaint; quand il vousse les reins ou que le flanc est gonflé, tendu; quand le fanon ou les dessous sont engorgés; quand des tumeurs se forment n'importe où, lorsqu'il y a diarrhée, échauffement, pissement de sang, etc., etc.

Le **bœuf** (ou la vache) fatigué piétine sur place, marche péniblement ou boite. Couché, il s'étend de tout son long.

La souffrance se traduit par de la fièvre, des frissons;

la peau, sèche, se colle aux côtes; le poil, terne, se pique, se hérisse.

Certaines grosseurs, gagnant rapidement en tous sens et craquant sous les doigts, doivent faire soupçonner le charbon emphysémateux.

Dans les maladies des organes de la respiration, la tête est portée en avant, basse, allongée, avec plus ou moins d'anxiété, d'abattement, selon les cas.

La tête penchée d'un côté ou de l'autre peut faire soupçonner une maladie des centres nerveux, ou la fièvre vitulaire (fièvre de lait).

L'animal fiévreux a les cornes et les oreilles chaudes ou alternativement chaudes et froides, le mufle sec, chaud, gercé; la face est grippée; la bouche est pâteuse ou sèche, brûlante, il s'en exhale une mauvaise odeur; il y a grincement de dents, et, dans les cas graves, plaintes sourdes.

Une salivation abondante fera soupçonner soit une angine, soit l'arrêt d'un corps étranger en arrière du gosier, soit encore la fièvre aphteuse (vulgairement appelée cocotte ou baverie), soit même la rage.

La toux, le jetage par les naseaux sont souvent l'indice de la tuberculose des poumons.

Le jetage mêlé d'aliments peut être occasionné par une angine ou une indigestion grave.

La fièvre grave avec frissons, sueurs froides, coliques sourdes, une teinte foncée des muqueuses de l'œil et du vagin, parfois un écoulement sanguin noir de la vulve, le tout dominé par un abattement profond, feront redouter le « sang-de-rate » ou charbon.

Tout animal atteint de coliques, d'une maladie des organes digestifs, regarde son ventre et conserve parfois longtemps cette position. S'il a des « renvois », si la respiration est gênée, si le ventre est gonflé, ballonné, il y a indigestion.

Le ventre retroussé, chez certains animaux maigres, aux yeux rentrés, indique une maladie ancienne, chronique, accompagnée de plus ou moins de fièvre ou d'inappétence.

Les coliques sourdes; les excréments durs, coiffés, mous, gluants, diarrhétiques ou striés de sang, exhalant une mauvaise odeur, dénotent une inflammation d'intestins.

Les coliques violentes, la difficulté d'émettre l'urine, surtout si cette urine est trouble et sanguinolente, attireront l'attention du côté des reins ou de la vessie.

Le rejet par la vulve de liquides muco-purulents sanieux ou putrides et odorants, impliqueront un vêlage récent, compliqué d'accidents de matrice ou de non-délivrance.

Le **veau** malade est moins vif; il reste longtemps couché. Le rejet d'excréments liquides, jaunes ou rougeâtres, d'odeur fétide, salissant la queue et les cuisses, indique une inflammation **d'intestins**.

Le ballonnement du ventre, la gêne de la respiration, l'injection des muqueuses indiquent une indigestion, que l'animal est « saoûl de lait », comme disent les marchands.

La toux grasse, quinteuse, fera craindre les lésions des voies respiratoires, notamment la bronchite vermineuse.

Le phlegmon ombilical se reconnaît à une tumeur contenant du pus, située au nombril. Parfois cette tumeur se complique d'abcès dans le foie.

Les jointures malades, gros jarrets, gros genoux,

grosses hanches, etc., constituent l'arthrite rhumatismale ou « goutte » des veaux, qui peut devenir suppurative et très grave.

La fièvre aphteuse (ou cocotte), chez le veau, est toujours grave, souvent mortelle.

Le **mouton** malade est triste; il n'oppose pas de résistance quand on le saisit; il marche lentement, se traîne en arrière du troupeau; tantôt les yeux (conjonctives) sont pâles, tantôt ils sont injectés; la laine, cassante, s'arrache plus facilement; la tête reste basse, immobile, la respiration devient pénible, entrecoupée. Suivant les cas, les naseaux laissent écouler un jetage filant (affections des poumons); ou bien le flanc gauche est gonflé, tendu (indigestions), etc.

La maigreur, la pâleur des yeux et des gencives indiquent l'anémie, ou la cachexie connue sous le nom vulgaire de « pourriture du mouton ».

Le jetage, la toux répétée, la peau plus ou moins sèche dénotent des lésions des poumons, la bronchite vermineuse.

Les yeux d'un rouge foncé; des taches violettes aux lèvres, avec tremblements généraux et un profond abattement, sont des indices du charbon (ou sang-de-rate).

Les boutons ou ulcérations de la langue, des gencives, indiquent la fièvre aphteuse (ou cocotte).

Des taches rondes et rouges, des boutons varioleux, croûteux, autour des yeux, des lèvres, du nez, sous le cou, les cuisses, ainsi d'ailleurs que sur tout le corps, mais plus visibles là où la laine fait défaut, doivent faire soupçonner la clavelée, maladie très grave et très contagieuse.

La gale s'annonce par des démangeaisons, des dénudations de laine.

Le piétin et la cocotte, qu'il ne faut toutefois pas confondre, occasionnent souvent des boîteries, des décollements d'onglons.

Le **porc** malade est nonchalant; il reste couché et insensible au bâton et au fouet; il se relève difficilement en poussant de sourds grognements; il cherche à se cacher, à s'enfouir dans la litière.

La peau est chaude, elle tourne parfois au rouge plus ou moins foncé vers le cou, les oreilles et dans les dessous; le groin est sec et chaud; la respiration plus ou moins gênée; les excréments tantôt durs, tantôt ramollis. Les soies deviennent plus sèches, plus cassantes, plus faciles à arracher. La queue, pendante, reste flasque.

Le porc contracte la cocotte et le charbon comme les autres animaux.

Tout animal chez lequel se rencontreraient quelques-uns des symptômes de maladie ci-dessus indiqués devra être l'objet d'un examen très attentif après abatage. Et s'il paraissait sérieusement malade, le préposé en informerait aussitôt le maire, pour que l'abatage en soit, autant que possible, différé jusqu'après la visite du vétérinaire.

V — Caractères différentiels
des viandes abattues

Taureau. — Les quartiers antérieurs sont volumineux, massifs; les muscles sont épais, saillants, notamment ceux du cou, de l'épaule et de l'avant-bras.

La viande est de coloration foncée, d'un rouge brun, de consistance très ferme, le grain en est rugueux.

La graisse, accumulée surtout autour des rognons, est blanche, sèche, disposée par ilots irréguliers; celle de couverture est rare; le persillé ne s'observe que sur les animaux jeunes et bien engraissés.

Les os sont épais, d'un rouge violacé sur la fente.

Bœuf. — Les formes générales sont plus fines, le cou et le garrot sont moins volumineux que chez le taureau. La viande est rouge vif, ferme et onctueuse au toucher, le grain est plus fin.

La graisse est blanche ou un peu jaunâtre, abondante dans la couverture; le persillé existe toujours, sauf sur les animaux très maigres.

Vache. — La viande est rouge vif, ferme, d'un grain qui diffère peu de celui du bœuf. La côte est moins large et plus courbée. Des traces de mamelles existent dans l'aîne. La graisse de couverture est plus ou moins abondante suivant la qualité, de même pour le persillé qui est plus rare que chez le bœuf.

Veau. — La viande de veau est blanche uniforme, d'odeur fraiche tournant facilement à l'aigre en été; elle est un peu sèche au toucher. Le grain est très fin, le persillé n'existe pas. La graisse de couverture fait défaut, elle est remplacée par un tissu lâche d'un blanc nacré. La quantité de graisse accumulée autour des rognons indique la qualité de l'animal. Cette graisse est plutôt sèche, cassante. Se rappeler que le veau a treize côtes.

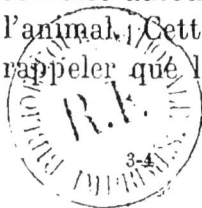

SURVEILLANCE DES TUERIES

3-4

Porc. — Le porc a une viande d'un blanc rosé, un peu plus foncé autour des os, le grain en est serré. La graisse de coúverture (lard) est abondante, onctueuse, douce au toucher, la graisse intérieure (panne) est également en grande quantité. Le porc a quatorze côtes.

Mouton. — Viande de coloration rouge vif, à grain serré et fin, sans persillé, sauf dans la côtelette. La graisse est ferme, un peu onctueuse, disposée en lames blanches, elle est accumulée en couverture, autour des reins, de la poitrine et à la base de la queue. Les rognons sont cachés par un amas de graisse dont la finesse indique la qualité de l'animal. Les côtes, au nombre de treize, sont courbées; les gigots sont ronds, trapus et peu allongés, les vertèbres de la queue sont nombreuses (de seize à vingt-quatre) et aplaties — la queue est plus ou moins rognée.

Agneau. — La viande d'agneau est blanche ou un peu rosée, elle est molle, d'un grain très fin; la graisse un peu abondante mais fine et douce au toucher.

Chèvre. — La chair est d'un rouge brun fonçant vite à l'air, le grain est gros, sans persillé. La graisse est rare, ferme et blanche chez les animaux jeunes, molasse et jaune chez ceux âgés. Les côtes sont plates, la poitrine est profonde, les gigots allongés, la colonne vertébrale saillante, la queue (presque toujours entière) a onze à douze vertèbres. Des poils reconnaissables restent collés sur la viande surtout au niveau des jarrets et des genoux.

Cheval. — La viande de cheval est d'un rouge foncé, à l'air elle prend rapidement une teinte rouillée, le grain est grossier, les fibres longues. La section devient luisante, comme vernissée. La consistance est molasse, collante aux doigts. La graisse forme surtout des amas à l'intérieur, elle est molle, jaune, huileuse, elle tache le papier; il n'y a jamais de persillé.

Le cheval a dix-huit côtes (le bœuf treize); le ligament cervical est en lames (il est en cordons chez le bœuf).

VI — Viandes saines

La viande de bœuf (ou de vache) bien portant, bien reposé et bien saigné, est d'un beau rouge carminé, un peu pâle chez les jeunes, plus foncé chez les bêtes âgées, et tirant sur le brun bleuâtre chez le taureau adulte.

La coupe ne doit pas être saigneuse; le grain est brillant; il est doux, humide, ni gras ni poisseux aux doigts. Une telle viande est ferme à la main, élastique et résistante si on cherche à l'écraser ou à la déchirer.

L'extérieur des quartiers varie selon l'âge, la qualité des animaux, la nuance de leurs graisses; mais on ne doit y voir, en dehors des meurtrissures locales à négliger, ni injection des veines, ni teintes foncées, livides, vermillonnées ou saumonées.

Les dedans seront clairs, blanc laiteux ou nacrés, avec transparence parfaite des fonds rouges, là où la viande est parfaitement sous-jacente; toute lividité, tous tons blafards, toutes infiltrations seraient suspects.

Les graisses, les suifs, y compris ceux de la moelle des os, doivent, quelle que soit leur couleur naturelle, avoir un reflet brillant, être onctueux et fermes, sitôt refroidis.

Les jeunes bêtes sont toujours plus claires, plus nettes que les bêtes âgées, chez lesquelles les graisses jaunissent en vieillissant.

La **viande de veau** varie beaucoup selon la nourriture. Le lait et les œufs donnent une viande blanche très recherchée. Les veaux qui ont mangé du riz, des farineux, ont une viande rouge. La graisse subit elle-même cette influence et varie du blanc de lait au blanc grisâtre ou rougeâtre.

Le veau sain, bien reposé, ne doit présenter ni rougeurs, ni injections nulle part. Les dedans surtout devront être clairs, d'un blanc nacré. Les rognons présenteront une belle teinte blonde.

La **viande de mouton** adulte a une teinte rouge vif foncé franc, qui tranche, en dedans, sur le nacré des parties blanches; les suifs, d'une nuance parfois un peu jaune, seront brillants et dépourvus, comme le reste, de toute injection veineuse, de toute infiltration.

La viande de chèvre est d'un rouge encore plus vif, qui tranche considérablement sur la parfaite blancheur des suifs et des aponévroses nacrées des dedans.

La **viande de porc** se rapproche, comme couleur, comme aspect, de celle du veau; elle varie d'ailleurs selon les régions, l'âge et la nourriture. Les lards eux-mêmes sont d'un blanc plus ou moins pur.

Les dehors ne doivent présenter ni éruptions, ni rougeurs; les dessous de la couenne, le lard lui-même ne doivent être ni injectés de sang, ni mouillés. Les dedans, enfin, doivent être clairs et nets. Le lard refroidi sera ferme, onctueux, non mouillé au toucher. Les organes enfin, les poumons, foie, ratis, intestins, etc., seront exempts de lésions.

Il faut toujours s'assurer que la viande de porc ne renferme pas de grains de ladre. Nous reviendrons plus loin sur ce point.

Les viandes qui présentent les caractères indiqués ci-dessus peuvent être livrées sans inconvénient à la consommation.

VII — Viandes malades, fiévreuses

Une viande malade, vue à distance et dans son ensemble, frappe le regard par son aspect rouge foncé terne ; vue de près, on remarque des tons blafards ou livides, mêlés, de-ci de-là, de teintes plus claires, vermillonnées ou saumonées.

Ces aspects, ces nuances sont dus à la fièvre, à l'injection sanguine persistante des vaisseaux capillaires. Ils se remarquent surtout en dedans des parois du ventre et sur la « hampe », où les membranes fibreuses perdent leur brillant et deviennent d'un gris terne, comme graisseuses.

Les suifs des rognons se montrent également injectés, ternis, d'un rouge grisâtre.

Sur la coupe, une telle viande a une teinte rouge terne, terreuse, ocreuse, qui tranche sur la « lisière » brunie à l'air ; elle a l'aspect d'une viande cuite. Quand on promène les doigts sur la coupe, on la sent comme huileuse, poisseuse ; il s'en dégage une odeur aigrelette de petit-lait mêlée, pour peu que la fermentation s'en soit emparée, d'une odeur de fièvre repoussante, plus ou moins prononcée.

Les viandes malades n'ont ni la fermeté, ni l'élasticité, ni la résistance des viandes saines; avec un peu d'habitude, on s'en rend facilement compte. Elles entrent promptement en décomposition. Jeté au long d'un mur, un morceau de viande avariée y adhère.

Dans certaines maladies chroniques, la viande a plutôt une teinte pâle, lavée, terne.

Les viandes noires, comme charbonnées par places, proviennent d'animaux surmenés, forcés, fatigués.

Les viandes foncées, gorgées de sang, « étouffées », impliquent une congestion rapide, la strangulation, l'asphyxie.

Il est bien évident que les caractères ci-dessus des viandes malades sont plus ou moins marqués suivant les cas, suivant la gravité du mal, selon que l'abatage aura eu lieu à temps ou tardivement, selon les conditions de la température.

Quoi qu'il en soit, dès qu'on les aura constatés, le maire devra être prévenu et le vétérinaire requis, pour qu'il soit statué sur leur acceptation ou leur rejet de la consommation.

VIII — Viandes d'animaux morts

D'une manière générale, les caractères propres aux viandes mortes sont ceux des viandes malades, mais plus accentuées, plus prononcés.

La viande provenant d'animaux morts, après une maladie de longue durée, est plutôt décolorée, flasque, poisseuse, friable, terne, cuite. La graisse, quand il y en a, est rougeâtre, infiltrée, ou d'un gris terne. On rencontre partout, entre les muscles, notamment dans les cuisses, des arborisations veineuses, des infiltrations rougeâtres du tissu cellulaire, principalement le long des gros vaisseaux qui restent gorgés de sang.

Si la mort est survenue à la suite d'une maladie à marche rapide, les viandes ont une couleur plus foncée; sur la coupe, elles ont une teinte ocreuse, brique, un reflet gris terne très prononcé; un sang noir s'écoule des veines sectionnées. Partout se rencontrent des infiltrations sanguines ou séreuses rougeâtres du tissu cellulaire. Semblables viandes poissent aux doigts, restent mollasses après refroidissement et se déchirent comme si elles avaient bouilli; elles exhalent l'odeur aigrelette et le relent fiévreux au plus haut degré, surtout sur une coupe fraîche, en dedans des cuisses. Ce sont là, disent les bouchers, des viandes « moraines ». Vues en quartiers, elles ont un aspect répugnant qui frappe l'œil le moins expert; les dedans présentent des lividités, des tons blafards, gris plombé, d'une signification non douteuse.

Si on est à même d'examiner le cœur et les gros vaisseaux, on remarquera qu'ils sont gorgés d'un sang noir; que la membrane qui les tapisse en dedans est d'un rouge foncé livide; que les rognons, les poumons, le foie, les intestins, etc., ont une teinte foncée, et qu'ils sont restés gorgés de tout leur sang.

La **viande de veau mort** est ordinairement d'un rouge jaunâtre ou grisâtre, pâle, lavé, terne; elle est mollasse, friable, poisseuse. Il y a injection veineuse générale. Les parties blanches, les suifs sont grisâtres, ternis; les rognons ont une teinte foncée; le foie reste gorgé de sang. On remarquera çà et là, dans les dedans,

des lividités, des aspects blafards, plombés, cadavéri-
ques, voisins de la décomposition, si le temps est favorable, et si la mort remonte au delà de quelques heures.

Le **mouton mort** a un aspect extérieur plus foncé,
dû à l'injection des vaisseaux. Cette injection est
très marquée sur les membranes blanches et les suifs
des dedans, qui apparaissent gris terne ou plombé; les
fonds rouges présentent des lividités.

Les .viandes détaillées ont les caractères, déjà dé-
crits, de toutes les viandes mortes.

Si le mouton a succombé à l'anémie, à la cachexie,
on s'en rendra compte à la pâleur générale, jointe à un
aspect terne très prononcé, blafard et cadavérique, des
dedans notamment; ce sont là autant de signes plus
que suffisants au rejet de la viande, ordinairement
mouillée en pareil cas.

Le **porc mort** de n'importe quelle maladie est ordinairement injecté, livide, repoussant aussi bien extérieurement qu'intérieurement. Nul animal n'est, dans
ce cas, plus laid, moins trompeur. Le lard est injecté,
infiltré de sang plus ou moins profondément sous la
couenne. Les parties intérieures, comme badigeonnées
de lie de vin, ne tardent pas à se plomber, à verdir.
Quant aux viandes, gris terne, saigneuses et mollasses, elles ne peuvent prêter à aucune méprise. A
l'odorat, la viande de porc mort exhale une odeur
repoussante.

Toutes viandes mortes, avariées, putréfiées, médica-
mentées, etc., doivent être impitoyablement refusées. Le
maire devra en interdire la vente jusqu'à l'arrivée du
vétérinaire qui sera aussitôt requis.

IX — Viandes mauvaises, altérées

1° Viandes avariées, putréfiées

Les temps humides, orageux, les brouillards favorisent la décomposition de la viande, surtout si elle provient d'animaux souffrants, mal reposés, mal saignés ou sacrifiés après le repas.

Quand une viande « tourne », elle commence par devenir terne, molle, flasque; les parties blanches deviennent grisâtres, blafardes; les graisses se plombent.

Ce qui caractérise le « verdissage », l'avarie, la putréfaction, c'est surtout l'odeur spéciale, forte, pénétrante et infecte qui se dégage des points attaqués, le plus ordinairement au voisinage des os, des graisses, des membranes, où l'on voit des taches, des tons verts qui tranchent sur le fond et gagnent rapidement en tous sens.

Les viandes les plus susceptibles à l'avarie sont celles du veau, surtout si elles sont blanches. Elles tournent quelquefois en bloc par certaines nuits orageuses.

La viande de porc est également très accessible à l'avarie; quand cela se produit, le lard, les pannes se plombent, prennent un aspect et exhalent une odeur repoussants.

Là viande de bœuf ou de vache résiste davantage; encore faut-il y veiller de près le long des os, des vertèbres, autour des rognons, etc.

Les abats, issues, tripes, fraises de veau, etc., sont putrescibles au plus haut degré.

Il ne faut pas confondre l'avarie, le verdissage, la putréfaction en un mot, avec l'odeur de cave, de moisi, de « bouffi », comme disent les bouchers, que l'on constate sur les viandes mises en resserre, mal ressuyées, dans des locaux, des caves mal aérées, plus ou moins humides.

2° Viandes odorantes

Des viandes non avariées peuvent exhaler une odeur qui les rend répugnantes et impropres à la consommation.

La viande de taureau, de bélier, de vieille brebis présente, dans certains cas, une odeur spéciale, désagréable; celle du bouc, du verrat et surtout du porc cryptorchide est imprégnée d'une odeur forte, parfois repoussante, qui persiste à la cuisson et rend cette chair immangeable.

Quelques aliments : le fenugrec, l'ail sauvage, les tourteaux de lin, de colza, d'arachide, les résidus de laiterie communiquent à la viande une odeur de fumier, de choux pourris, de suif, de rance ou de lait aigri qui nécessite la saisie quand elle est trop prononcée.

Dans certaines affections, une odeur sensible se dégage de la viande : les vers intestinaux peuvent donner chez le veau une odeur d'éther; dans les maladies des reins on peut percevoir une odeur ammoniacale, urineuse. Dans les indigestions, si les organes ont été enlevés tardivement, la viande prend une odeur excrémentitielle qui nécessite la saisie.

Dans toutes les odeurs anormales accentuées, le vétérinaire doit être appelé à juger.

3° Viandes médicamentées et d'animaux empoisonnés

Les médicaments les plus communément employés, et dont l'odeur imprègne la viande des animaux drogués avant leur abatage, au point de la rendre absolument immangeable, sont : l'éther, le chloroforme, l'ammoniaque, l'essence de térébenthine, le camphre, l'assa-fœtida, le soufre, les sulfureux, etc.

On perçoit, le plus souvent, ces odeurs très nettement à l'ouverture des animaux, de même qu'à l'incision des flancs et du dedans des cuisses. Elles s'accentuent à la cuisson et rendent immangeables toutes viandes qui en sont imprégnées.

Souvent, d'ailleurs, ces mêmes viandes sont fiévreuses à un degré plus ou moins marqué, et plus ou moins saigneuses.

Des animaux non malades peuvent s'imprégner d'odeurs des produits ayant simplement servi à la *désinfection* des wagons ou des étables : goudron, eau de javel, acide phénique, créosote. Il est prudent de n'abattre ces animaux que quelques jours après la désinfection.

Les animaux *empoisonnés* intentionnellement ou accidentellement par des plantes, certaines alimentations ou par des poisons *ne doivent pas être livrés à la consommation avant la visite du vétérinaire, même s'ils ont été sacrifiés avant la mort.*

4° Viandes à coloration anormale

Des viandes peuvent être défectueuses par suite de coloration anormale; elles ne sont susceptibles de saisie que si elles sont insalubres.

La coloration de la graisse est variable suivant l'âge de l'animal, sa provenance, son mode de nourriture; elle peut être jaunâtre et même d'un jaune accentué.

Dans l'ictère (ou jaunisse) la couleur jaune safran est accompagnée de lésions visibles du foie; alors la viande doit être rejetée.

Des pigmentations noires autour des os nécessitent l'élimination des parties atteintes.

Certaines décolorations partielles des viandes (blanches) ne sont pas une cause d'insalubrité absolue.

5° Viandes phosphorescentes, moisies, couvertes de larves

La *phosphorescence* de la viande est observée, dans l'obscurité, sur des morceaux en décomposition, mais parfois aussi sur des viandes fraîches; elle est due à des microbes spéciaux et peut se transmettre par contact à d'autres morceaux. Il suffit souvent d'enlever la tranche altérée si la décomposition n'existe pas. En été, la viande non préservée des mouches peut être *couverte de larves* en abondance. *On doit éliminer toutes les parties envahies, et saisir, s'il y a un commencement de putréfaction.*

Les morceaux couverts de *moisissures* ont une odeur et une saveur désagréables; elles peuvent être toxiques. *Enlever la couche superficielle et empêcher la vente si les altérations sont profondes.*

6° Viandes maigres

Rien à dire d'une viande maigre, nette, non maladive, quand il y a encore de la graisse et que cette graisse se raffermit au refroidissement sur la « fente », dans le bassin, autour du cœur, et dans la moelle des os.

Mais on doit repousser de la consommation celles dont la graisse, qui fait défaut en ces mêmes régions, est remplacée par une sorte de gelée rougeâtre, fluide, plus ou moins saigneuse, incapable de se raffermir.

De telles viandes n'ont aucune valeur nutritive; elles proviennent d'animaux épuisés, cachectiques et peuvent provoquer la diarrhée. Elles sont, d'ailleurs, le plus souvent pâles, lavées, mouillées et collantes aux doigts.

7° Viandes gélatineuses. Veaux trop jeunes ou mort-nés

Il est rare qu'un veau soit réellement propre à la consommation avant trois semaines ou un mois. Ce n'est guère qu'à cet âge que la viande commence à se « faire », que les graisses acquièrent leurs caractères et leur qualité.

Le veau n'est vraiment un animal de boucherie qu'à cinq ou six semaines. Plus jeune, les tissus sont flasques, gélatineux, pâles; la graisse est grisâtre, bistrée, grenue, nullement onctueuse.

Les rognons, au lieu d'être d'un beau blond, restent d'un brun pâle, verdâtre, ou d'un rouge violacé. La viande, qui fait plus ou moins défaut, manque de fermeté, de « corps ». Les jointures ressortent grosses; la moelle des os, enfin, manque de consistance et se présente d'un rouge plus ou moins saigneux.

Chez le veau mort-né, tous ces caractères sont des plus prononcés.

Le veau, l'agneau, le chevreau mort-nés, comme *tous les animaux trop jeunes, provoquent la diarrhée et doivent être, comme ces derniers, passibles de la saisie.*

8° *Tumeurs*

En présence de tumeurs nettes et bien délimitées, on peut se contenter d'enlever l'organe envahi ou d'éliminer la partie mauvaise en empiétant largement sur les tissus sains.

Si les tumeurs sont nombreuses, si l'animal est maigre et épuisé, il peut y avoir lieu de pratiquer la saisie entière.

9° *Altérations des muscles. Abcès. Plaies*

Les muscles peuvent présenter en un ou plusieurs points des altérations qui entraînent l'élimination totale ou partielle.

Dans l'*infiltration graisseuse,* les muscles sont transformés en graisse plus ou moins jaune, à la suite de certaines maladies.

La dégénérescence *cireuse* donne une teinte grisâtre un peu rosée, une friabilité anormale qui laisse un mauvais aspect à la viande.

L'*infiltration calcaire* se présente sous forme de boules de dimensions variables renfermant du pus jaune ou une sorte de sable grisâtre; c'est le fait de la tuberculose, de la morve, de la trichinose, etc.

La *mélanose* des muscles peut être constatée chez le veau et le cheval; elle est facilement reconnaissable aux dépôts d'un noir d'encre qui sont plus ou moins volumineux et nombreux.

La plupart du temps ces altérations ne nécessitent qu'un épluchage soigné de la région envahie.

Il en sera de même pour les abcès locaux, les plaies

suppurantes quand le sujet est en assez bon état et non fiévreux.

X — Influence des agents atmosphériques

Le soleil, les vents secs brunissent et dessèchent la surface des viandes, qui se parcheminent extérieurement.

Les temps humides, les pluies persistantes, les brouillards leur donnent un vilain aspect; elles ternissent et deviennent humides; elles graissent à la main et restent molles; elles exhalent, en même temps, une odeur de « vieux », de cave, de « bouffi », plus ou moins prononcée, qu'il ne faut pas confondre avec l'odeur putride, avec l'avarie.

Le froid sec est très favorable à la conservation des viandes, qui gardent longtemps leurs caractères.

Les viandes gelées se décomposent promptement après leur dégel. Il faut y veiller de très près.

Il convient de tenir grand compte de ce qui précède dans l'appréciation des viandes. *On s'assurera que, parfois, ces aspects, ces modifications ne sont qu'extérieurs, en pratiquant des coupes où l'on retrouvera la viande avec ses caractères normaux.*

XI — Fraudes à surveiller

Les préposés doivent connaître quelques fraudes mises en œuvre par certains rares bouchers pour tromper l'inspecteur et le public.

L'enlèvement ou le grattage d'une partie de la plèvre ou du péritoine par le décollement ne doit pas être toléré; il a pour but de masquer des lésions tuberculeuses. De même pour l'enlèvement des gros ganglions lymphatiques, d'une portion du poumon ou du foie.

Redoubler d'attention dans ces cas.

Les animaux saignés *in extremis* (ou même après la mort) sont lavés à grande eau et tamponnés pour cacher les traces de congestion.

Pour retarder la décomposition d'une viande suspecte, les quartiers sont passés à l'eau salée.

Examiner alors les petits vaisseaux qui contiennent toujours du sang quand l'animal a mal saigné.

Les viandes dites mouillées, provenant d'animaux cachectiques, sont placées dans un fort courant d'air et tamponnées avec des linges secs pour enlever l'humidité révélatrice.

Si on doute, inciser les muscles qui donnent à la coupe la sensation de froid humide.

Dans quelques cas, on devra surveiller les substitutions d'organes : poumons et foie surtout.

Le soufflage pratiqué sous la peau est admis dans beaucoup de régions; mais « *la musique* » ou soufflage des tissus situés autour des grosses masses musculaires est destiné à donner de l'aspect à une viande maigre. Les morceaux ainsi préparés sont reconnaissables à la crépitation et à leur volume qui n'est pas en rapport avec le poids.

En cas de suspicion de fraude quelconque, le vétérinaire doit être prévenu.

XII — Organes malades

1° Dans l'abdomen

Le **péritoine** est cette fine membrane qui tapisse le dedans des parois du ventre et enveloppe tous les organes et les intestins. Quand cette membrane est enflammée, malade, le cas est grave, il y a péritonite.

Quand la péritonite est récente, il y a rougeur, injection générale; le péritoine terni, épaissi, se recouvre d'exsudats jaunes, mollasses; il y a souvent hydropisie du ventre.

Si la péritonite est ancienne, le péritoine passe au gris blanc, terne, reste épaissi; il y a des adhérences entre les intestins et avec les parois, parfois des tumeurs, des foyers purulents plus ou moins nombreux. Souvent l'hydropisie a persisté, rarement claire, le plus ordinairement trouble et infecte.

La péritonite est souvent une complication de la maladie de l'un ou de l'autre des organes abdominaux, surtout des maladies de matrice.

Panse et intestins. — Les indigestions, la surcharge de la panse, le desséchement des matières du feuillet nécessitent souvent l'abatage *in extremis* des animaux.

On trouve, en ce cas, ces organes plus ou moins malades, rouges ou noirs par places. Les intestins eux-mêmes peuvent se montrer plus ou moins congestionnés.

Le contenu de la panse exhale en ce cas une très forte odeur d'échauffement.

Rate. — La rate peut être gonflée, bosselée et gorgée de sang; elle peut être le siège d'abcès, de tubercules. Sa trame peut être ramollie, boueuse, noire, comme c'est le cas dans le « sang-de-rate ».

Foie. — Cet organe peut prendre des proportions énormes lorsqu'il est rempli de boules d'eau, de tuberculose, etc.Il peut être congestionné et devenir mou, jaunâtre et gras; ou bien passer au gris blanc, fibreux et dur, lorsque ses canaux, devenus pierreux, sont remplis de vers. Il s'y forme souvent des abcès qui peuvent devenir très volumineux.

Reins (ou rognons). — Ces organes peuvent se congestionner et augmenter de volume; se transformer, s'abcéder, devenir gris blanc, durs, squirreux; renfermer du pus, du muco-pus, des calculs à leur intérieur; devenir enfin tuberculeux, cancéreux.

Vessie. — Peut être malade, enflammée, épaissie, rouge, le siège de lésions, de tumeurs ulcéreuses, tuberculeuses, cancéreuses.

Les urines peuvent se ressentir des altérations des reins, dont elle reçoit les secrétions, et se montrer troubles, épaisses, purulentes, saigneuses, graveleuses, calculeuses, etc.

Parfois, la vessie distendue se déchire; en ce cas, s'assurer que les viandes n'ont point l'odeur urineuse.

Matrice. — Importante à examiner surtout après un vêlage difficile. Elle peut être congestionnée, déchirée, meurtrie, être le siège d'une hémorragie.

On peut y rencontrer des fœtus momifiés ou en putréfaction. On peut y trouver du pus, des débris putréfiés, des sanies infectes, pouvant occasionner des accidents généraux graves par résorption.

La matrice peut enfin être le siège de tumeurs ulcérées ou non, fibreuses, cancéreuses, tuberculeuses.

2° Dans la poitrine

Plèvre. — Cette membrane joue, dans la poitrine, le même rôle que le péritoine dans l'abdomen; elle tapisse la côte, le diaphragme, enveloppe et soutient les poumons et le cœur.

Elle peut aussi s'enflammer; en ce cas, c'est la pleurésie, qui, comme la péritonite, peut être récente ou ancienne, avec exsudats et hydropisie, adhérences. La pleurésie peut n'exister que d'un côté, être partielle ou totale.

La plèvre est très souvent le siège de lésions tuberculeuses plus ou moins graves.

Le préposé s'assurera toujours que la plèvre du dedans des côtes n'a été ni arrachée, ni grattée, en vue de la dissimulation de lésions quelconques.

Poumons. — Dans l'asphyxie, les morts violentes, les poumons sont gorgés de sang noir. Dans la péripneumonie, la trame des poumons varie selon l'ancienneté du mal. Au début, la partie malade est dense, lourde, marbrée rouge et blanche sur la coupe, comme du fromage d'Italie. Plus tard, cette même partie passe au gris blanc, se séquestre, s'isole au milieu des parties saines et souvent se ramollit, se gangrène à son centre.

Quand de pareilles lésions se rencontrent, en prévenir immédiatement le maire.

Les poumons sont les organes de prédilection des lésions tuberculeuses : grains, abcès remplis de pus.

On y rencontre fréquemment des « boules d'eau » en plus ou moins grande quantité. Plus rarement, on trouve des noyaux isolés, à contenu verdâtre, pierreux, occasionnés par des vers égarés venant du foie.

Chez le mouton, les poumons sont souvent remplis de granulations, d'îlots blanchâtres formés par des colonies de petits vers invisibles, dont la présence détermine la toux, la bronchite vermineuse. Cette même affection existe aussi, mais plus rare, chez le veau.

Cœur, péricarde. — Le péricarde est la membrane qui forme sac autour du cœur. Si elle s'enflamme, c'est la péricardite. Le plus souvent, chez la vache, la péricardite survient à la suite de la formation, dans son voisinage, de tumeurs, d'abcès, dus à la pénétration de clous, d'aiguilles, etc., venant de la panse. La péricardite s'accompagne souvent d'hydropisie noyant le cœur.

La péricardite tuberculeuse est fréquente; rarement elle est accompagnée d'hydropisie.

Les lésions propres du cœur sont rares et peuvent, comme les péricardites graves, provoquer des troubles généraux, la fièvre, des infiltrations de la viande et amener promptement la mort.

3° Dans toutes les régions

Il s'agit ici des ganglions lymphatiques disséminés un peu partout. Ce sont de petites glandes aplaties, rondes ou ovales, d'un rouge grisâtre, telle, par exemple, celle du « gite à la noix ». Ces ganglions sont toujours noyés dans la graisse et se rencontrent nombreux autour des organes, dans le ratis, entre les poumons, sous le foie, dans la « fagoue », sous l'échine, dans le suif des rognons, autour de la gorge et de la langue, en arrière et en haut des mamelles, dans le pli de l'aine, au-dessus de la pointe des épaules, etc.

Tous peuvent, en cas de tuberculose, se rencontrer tuberculeux, ce dont il faut toujours s'assurer.

Quelquefois aussi, chez le veau, la vache, le bœuf, etc., ils peuvent grossir, devenir énormes, sans autre apparence maladive toutefois, et caractériser, dans certains cas, une sorte de scrofulose (leucocytose), passible de la saisie.

Avec un peu de pratique, le préposé discernera facilement celles de ces lésions n'entraînant que la saisie de la partie malade ou de l'organe atteint, de celles qui ont une signification grave (par exemple, celles de nature tuberculeuse, charbonneuse, etc.), ou qui se rattachent à un état maladif général, justifiant l'intervention du vétérinaire sanitaire.

XIII — Maladies contagieuses

Il s'agit ici des maladies visées par la loi sanitaire.

Les préposés ne doivent pas oublier que dès la constatation de l'une d'elles, soit sur un animal vivant, soit sur un animal mort ou abattu, ils doivent aussitôt en rendre compte au maire.

Les maladies contagieuses des animaux inscrites dans la loi sont :

La *rage* dans toutes les espèces ;

La *peste bovine* dans toutes les espèces de ruminants ;

La *péripneumonie contagieuse ;*

Le *charbon emphysémateux* (ou symptomatique) et la *tuberculose,* dans l'espèce bovine ;

La *clavelée* et la *gale* dans les espèces ovine et caprine ;

La *fièvre aphteuse* dans les éspèces bovine, ovine, caprine et porcine ;

La *morve*, le *farcin* et la *dourine* dans les espèces chevaline, asine et leurs croisements ;

La *fièvre charbonneuse* (ou sang-de-rate) dans les espèces chevaline, bovine, ovine et caprine.

Le *rouget* et la *pneumo entérite infectieuse* dans l'espèce porcine.

Tuberculose bovine. — La tuberculose s'annonce ordinairement par une toux petite, sèche, répétée. Peu à peu la peau se durcit, se colle aux côtes ; le poil se hérisse ; les yeux rentrent dans leurs orbites ; il y a fièvre, amaigrissement ; la respiration s'agite, devient irrégulière. Certaines glandes apparaissent parfois, ou se sentent, autour de la gorge, aux aines, au-devant des épaules.

Le mal s'aggravant, l'amaigrissement augmente, l'épuisement survient, et bientôt c'est la mort.

A l'ouverture des tuberculeux, on trouve, en plus ou moins grande quantité, selon le degré de la maladie au moment de l'abatage, des grains, des noyaux, des tumeurs, ou des masses dures plus ou moins considérables, plus ou moins nombreuses dans les poumons et dans les ganglions qui y sont attenants, lesquels deviennent parfois énormes. Ce sont ces noyaux, ces tumeurs qui, autrefois, ont fait donner à la maladie le nom de « pommelière ».

Les mêmes lésions se rencontrent aussi, fréquemment, sous forme de végétations, autour des poumons et du cœur, en dedans de la côte, où elles forment parfois des amas considérables, sur la « hampe », l' « onglet » et peuvent s'étendre dans le ventre et autour des intestins jusqu'au bassin.

Le mal atteint souvent le foie, la rate, plus rarement les reins, la matrice et la vessie. Exceptionnellement, il peut siéger dans les centres crâniens et rachidiens, dans les os et les jointures.

Très fréquemment le mal gagne la gorge, surtout les ganglions qui l'entourent. Dans beaucoup de cas graves, d'ailleurs, il se généralise aux ganglions de toutes les régions.

On dit d'une bête tuberculeuse qu'elle est « grainée, perlée », parce qu'en effet, la lésion a une apparence granuleuse en surface.

La matière tuberculeuse, mise au jour par une incision, apparaît toujours la même : jaunâtre et grumeleuse, mêlée de sédiment calcaire dans les lésions anciennes. La coque, la gangue enveloppante, est toujours fibreuse, squirreuse.

Il arrive que, si le mal est au début, la lésion se réduit à quelques tubercules ou noyaux perdus dans les poumons, dans les ganglions voisins, ou dans le foie et le ratis. Aussi doit-on toujours explorer pour le moins ces organes, ainsi que la gorge.

La tuberculose n'est pas absolument rare chez le veau, non plus que chez le porc. On doit y veiller en examinant de très près les fressures et surtout le foie.

Ne pas confondre la tuberculose avec les tumeurs, abcès, ou agrégats vermineux similaires d'apparence, ni avec les foyers locaux de broncho-pneumonie chronique. On y arrive aisément avec un peu de pratique.

C'est pour la tuberculose surtout que le préposé aura

besoin d'une initiation spéciale qui lui permettra de re-
connaître facilement les lésions tuberculeuses et de faire
la recherche des principaux ganglions.

Charbon. — Il y a deux sortes de charbon. L'un,
qui s'accuse par des tumeurs gangréneuses, évoluant
rapidement en tous sens; l'autre, le « sang-de-rate »,
se rencontre encore fréquemment.

Par ce fait que le sang-de-rate a une marche rapide,
on le constate rarement à l'abatage des animaux dans
les tueries.

Mais les autorités locales et les préposés doivent
surveiller avec soin l'abatage chez les particuliers des
animaux charbonneux, des moutons surtout.

Nous avons déjà énuméré, au chapitre des « animaux
malades », les symptômes du charbon.

A l'ouverture d'un animal charbonneux, le sang apparaît plus noir, collant aux doigts. Il y a injection
générale plus ou moins prononcée, et, de-ci de-là, pas
toujours, de petites hémorragies partielles dans les
dedans, sur les intestins, et jusque dans les viandes,
dont la couleur est plus foncée. Ces viandes pourront
aussi paraître saigneuses. Refroidies, elles présenteront, en maints endroits, des nuances rutilantes ou
saumonées. Elles auront, en tout cas, un caractère
fiévreux plus ou moins prononcé.

La rate charbonneuse, grossie et bosselée, est toujours noire, friable et boueuse sur la coupe.

Évidemment, ces signes seront plus ou moins marqués selon le degré du mal au moment de l'abatage. La
plupart pourront même faire défaut. On n'en soup-
çonnera pas moins la maladie à la teinte, à l'aspect général de la viande, à son caractère fiévreux, aux

nuances saumonées qui font rarement défaut. *En tout cas, au moindre doute, prévenir le maire.*

Ne pas oublier que le charbon sévit sur tous les animaux de boucherie, grands et petits.

Fièvre aphteuse ou cocotte. — Tout le monde, à la campagne, connait cette affection pustuleuse de la bouche et des onglons. Elle est rarement grave chez les grands animaux, et même chez les adultes des petites espèces.

Au point de vue boucherie, le vétérinaire requis appréciera l'état général de la viande et des organes, s'il en a à sa disposition, il recherchera le degré de fièvre.

Clavelée du mouton. — Cette maladie est très grave. Elle est au mouton ce que la variole est à l'homme. Comme la variole de l'homme, elle se manifeste par une fièvre violente suivie d'une éruption de gros boutons sur tout le corps, visibles surtout à la tête et aux endroits dénudés de laine.

Tout cas de clavelée constaté doit entraîner réquisition immédiate du vétérinaire par le maire.

Rouget et pneumo-entérite infectieuse des porcs. — Ces deux maladies, longtemps confondues, se ressemblent beaucoup; la première a une marche rapide, la seconde tue les malades plus lentement.

Les porcs sacrifiés au cours de ces affections sont plus ou moins injectés d'un rouge-violacé au dehors comme au dedans; le lard est infiltré de sang plus ou moins profondément, notamment dans les dessous.

Il y aura une question de degré d'altération à sou-

mettre à l'appréciation du vétérinaire, selon que l'animal aura ou non été abattu à temps.

Morve chez le cheval, l'âne ou le mulet. — En ce qui concerne cette maladie, le préposé n'a qu'à veiller à ce que les animaux de ces espèces, destinés à la consommation, soient visités par un vétérinaire, *avant et après abatage, malades ou non.*

Rage. — Chacun connaît la rage chez le chien. Il n'en serait pas question ici, si des herbivores n'étaient sujets à être mordus par des chiens enragés. En pareil cas, la loi interdit de livrer ces derniers à la consommation avant qu'un délai de six semaines se soit écoulé, eussent-ils, pendant ce temps, les meilleures apparences de santé.

Il est utile que le préposé sache que du vivant de l'animal bovin la rage ne présente pas toujours des caractères alarmants qui puissent la dénoncer. *Tout bovidé montrant des symptômes d'angine avec salivation, des coliques et une faiblesse du train postérieur doit être tenu comme suspect et visité par le vétérinaire avant l'abatage.*

Tétanos. — Bien que non classé dans les maladies contagieuses, le tétanos est une affection virulente qui peut se rencontrer chez tous les animaux, mais principalement chez le cheval, l'âne et le mulet.

On reconnaît la maladie sur le vivant à la raideur du cou et à la contraction des mâchoires; dans la majorité des cas la raideur se généralise. *L'animal suspect doit être visité vivant par l'inspecteur.*

XIV — Maladies non contagieuses les plus fréquemment rencontrées en boucherie

1º Accidents de vêlage, métrites, métro-péritonites

Ces accidents, dont la matrice est le siège, sont fréquents. S'ils sont *simples, récents ;* s'il s'agit de renversement, de déchirures, meurtrissures, hémorragies, fractures, paralysies locales, la question sera d'apprécier l'importance des lésions, le degré de fièvre des viandes.

S'il y a métrite, surtout métro-péritonite, si la bête a beaucoup souffert, le cas sera plus sérieux, et les chances de saisie augmenteront fortement.

Si, enfin, la métro-péritonite est ancienne, si les désordres subsistants sont considérables, si l'animal a en même temps maigri, si l'hydropisie a persisté, la saisie s'imposera.

Le vétérinaire requis en décidera.

2º Suites de non-délivrance

Les suites de non-délivrance avec fièvre caractérisent un empoisonnement de l'animal.

A l'ouverture, l'injection sera générale, la viande sera fiévreuse ; on rencontrera, soit de la péritonite, soit de l'inflammation d'intestins avec diarrhée infecte, soit de la pneumonie à tendance gangréneuse.

Toujours, dans ce cas, la saisie s'impose.

3º Fièvre vitulaire

Encore connue sous le nom de « fièvre de lait », cette maladie accompagne ou suit de près le vêlage.

En quelques heures, les vaches tombent paralysées, la fièvre s'allume, et dans beaucoup de cas la mort survient rapidement.

En ce qui concerne la viande, tout dépendra de la question de savoir si l'abatage a eu lieu à temps, du degré de fièvre, des altérations qu'elle aura subies. Saignée au début, elle pourra être acceptable. Dans le cas contraire, elle sera saisissable.

Il appartiendra au vétérinaire requis d'en décider.

4° Paralysies

Les viandes d'animaux paralysés peuvent être utilisables si l'abatage a lieu avant l'envahissement de la fièvre. La viande est mauvaise quand elle a un aspect saigneux, quand il existe des infiltrations ou de larges taches noires ou verdâtres sous la peau du côté où l'animal était couché. Dans les vieilles paralysies sans fièvre, les muscles présentent une décoloration, ils sont grisâtres ou jaunâtres.

5° Indigestions, météorisations, coups de chaleur asphyxie pour causes diverses

Ici encore, la destination à donner à la viande dépendra des conditions dans lesquelles l'abatage aura eu lieu. On s'en rendra compte, en dehors des renseignements recueillis toujours suspects, au degré d'injection des tissus, aux arborisations veineuses, à l'engouement sanguin, à l'aspect des organes, au degré de fièvre perçu à l'incision des cuisses. On verra, en un mot, si l'on n'a pas affaire à une viande « étouffée ». Pour mieux en juger, on attendra le refroidissement.

On s'assurera, en cas d'indigestion surtout, que la viande n'a pas une odeur herbacée, médicamenteuse.

6° Maladies de poitrine, maladies de cœur

Les maladies par congestion, inflammation des poumons (y compris la péripneumonie contagieuse des bovidés) sont assez rares (Voir au chapitre XII, poumons).

Les péricardites compliquant les phlegmons voisins de la pointe du cœur, dus à la pénétration de clous, aiguilles, etc., venant de la panse, sont, au contraire, fréquentes.

Si l'abatage a eu lieu avant que le mal ait pris des proportions, tout pourra se borner à une saisie locale plus ou moins importante.

Dans le cas contraire, s'il y a hydropisie, si les dedans de la poitrine sont très malades, selon qu'il y aura plus ou moins de fièvre, que les viandes seront plus ou moins mouillées, la saisie partielle ou totale de l'avant-main et même la saisie totale de la bête s'imposeront.

Le vétérinaire requis en décidera.

7° Anémie, cachexie, pourriture du mouton
hématurie ou pissement de sang

Ces états maladifs se définissent d'eux-mêmes et se caractérisent par la pâleur générale des tissus et des viandes qui sont, en même temps, plus ou moins mouillées, jusqu'à « pisser » l'eau dans les cas graves.

La cachexie ou pourriture du mouton, plus fréquente dans les années pluvieuses, pendant les hivers

humides, coïncide souvent avec un gonflement vermineux maladif du foie (Voir maladies parasitaires).

*Ces états maladifs, suffisamment caractérisés, sont pas-
sibles de la saisie.*

8° Animaux surmenés, fatigués, forcés

Les animaux forcés marchent difficilement; s'ils sont
couchés, ils ne peuvent se relever; ils souffrent et sont
plus ou moins pris de fièvre.

Abattus dans ces conditions, les viandes qui en proviennent ont une teinte foncée; le sang, la sérosité
infiltrent la viande des cuisses, le dessous des épaules.
Dans ces régions surtout, la viande, sur la coupe, est
comme charbonnée, noire, par îlots noyés au milieu
de parties pâles, lavées.

*Il appartiendra au vétérinaire d'apprécier le degré du
mal, de décider de l'importance de la saisie partielle ou,
s'il y a lieu, la saisie totale.*

9° Coryza gangréneux

Cette affection qui tend à prendre de l'extension dans
certains pays se reconnaît sur l'animal vivant aux
signes suivants : amaigrissement, yeux larmoyants,
tuméfiés, jetage purulent fétide sortant des naseaux
qui sont enflammés et rouges; souvent diarrhée infecte ou sanguinolente; pustules sur les mamelles.

Au début, quand la viande paraît normale, la tête
seule est à éliminer. Si la viande est friable, rouge, infiltrée et les organes malades, la saisie totale s'imposera.

*En cas de doute, le préposé fera différer l'abatage en
attendant l'inspecteur.*

XV — Maladies parasitaires

Certaines affections parasitaires des animaux sont transmissibles à l'homme, d'autres ne rendent pas la viande absolument impropre à la consommation et ne donnent lieu à la saisie que si l'animal en a souffert et est maigre et étique. *Le plus souvent il y a lieu d'éliminer l'organe et la partie atteints qui doivent être détruits et ne pas servir à la nourriture des chiens, des chats ou des porcs.*

Les maladies parasitaires les plus fréquentes sont :

1° Actinomycose

Il s'agit ici de ces tumeurs dures, parfois énormes, des mâchoires des bovidés, que les marchands et bouchers de la région désignent sous le nom de « lou gras ».

Elles sont dues à un champignon invisible à l'œil, qui peut se transmettre d'un animal à un autre et même à l'homme. Ces tumeurs se développent aussi dans la langue et en d'autres points du corps.

Il importe en conséquence de les éliminer largement et de les détruire.

2° Ladrerie chez le porc et le bœuf

La ladrerie consiste dans la dissémination en plus ou moins grande quantité, dans l'épaisseur de la viande du porc, de petites vessies nacrées, grosses comme de petits pois et remplies d'un liquide clair. En vieillissant, ces vessies perdent leur eau et se réduisent à de petits grains jaunâtres, pierreux.

Le ladre peut être clairsemé; il peut aussi prendre des proportions considérables.

On examinera surtout le cœur, la langue, la fente de la poitrine, la section de la tête, le cou et les dessous des épaules où il siège de préférence.

Le ladre entraîne toujours la saisie de la viande débarrassée du lard, à moins que ce dernier, dans les cas graves, ne soit infiltré, mouillé, malade lui-même.

3° Psorospermies, Coccidies

Les formes bénignes passent inaperçues à l'œil nu. Veiller à l'aspect granuleux et à la coloration grisâtre du muscle (chez le porc surtout). Sur le mouton et le porc, on peut voir dans le tissu conjonctif de la langue, des joues et sous l'épaule, de petites nodosités blanches ou jaunes de la grosseur d'un grain de mil ou de blé, parfois des petits abcès a pus verdâtre, ou des petits cailloux.

4° Vers intestinaux

Peuvent se rencontrer chez certains animaux en quantité considérable. Ils n'ont pas d'importance au point de vue de la viande, si elle n'a pas d'odeur spéciale et si les animaux sont en bon état.

5° Distomes

Se rencontrent surtout dans le foie des moutons sous forme d'un petit cornet aplati d'un gris verdâtre. Produisent quand ils sont en grand nombre, la *cachexie aqueuse* qui rend la viande molle, humide, flasque et la graisse fluide, et lui enlève toute valeur nutritive.

6° Échinocoques

Ces parasites se rencontrent chez tous les animaux de boucherie sous forme de vésicules plus ou moins volumineuses et remplies d'eau, situées surtout dans le poumon et le foie (Ne pas confondre avec la tuberculose où les vésicules sont remplies de pus coloré).

L'organe atteint est seul éliminé si la viande a un bon aspect.

7° Cœnures

Siègent surtout dans la cervelle; c'est une vésicule dont la grosseur peut varier de celle d'un pois à celle d'un petit œuf, contenant un liquide incolore et des grains blanchâtres collés sur la paroi.

Les animaux porteurs de cœnures sont souvent atteints de *tournis*. La viande n'est suspecte que s'il y a fièvre et maigreur. *Éplucher soigneusement les cervelles envahies et ne pas donner les débris aux chiens.*

XVI — Viandes foraines

La surveillance des préposés doit porter non seulement sur les viandes préparées dans les tueries de la commune, mais aussi sur celles dites *viandes foraines*, provenant d'animaux sacrifiés dans des localités voisines et apportées en morceaux plus ou moins gros, pour être vendues sur les marchés, dans une boutique de boucher ou sur la voie publique.

En principe, les maires doivent exiger que ces viandes portent toujours l'estampille de la commune d'origine; c'est au préposé d'y veiller.

L'examen de ces viandes dépourvues d'organes est difficile.

Examiner chaque morceau avec soin au point de vue de ses altérations, se basant sur l'odeur, la couleur, la fermeté; faire au besoin des incisions pour explorer l'intérieur. En cas de soupçon, interdire la vente en attendant le vétérinaire.

XVII — Inspection de la charcuterie

Le préposé a le devoir d'examiner non seulement les viandes fraîches, mais aussi les différents produits manipulés de la charcuterie et surtout de veiller à leur état de conservation.

Les *saucisses*, le *hachis* doivent toujours être frais, ne présenter aucune odeur aigre, de putréfaction ou de moisi.

Le *saucisson* et les *cervelas* de bonne qualité sont lourds, fermes au toucher; la coupe est pleine, sans excavation; l'odeur doit rappeler les condiments employés.

Le saucisson *piqué* ou *échaudé* donne une odeur aigre ou repoussante, la couleur de la coupe est terreuse; il doit être saisi. Les saucissons trop vieux sont desséchés, décolorés, racornis; s'ils sont moisis à l'intérieur, ils doivent être rejetés; si l'enveloppe seule présente des moisissures, on peut se contenter de les faire essuyer soigneusement.

Le *lard* et la *graisse* ne doivent pas être consommés s'ils ont une odeur rance ou putréfiée, s'ils sont de couleur jaune sale ou s'ils sont envahis par des parasites.

Le *boudin* s'altère rapidement, en été surtout; il doit

être ferme, lisse, sans moisissures. Altéré, il constitue un aliment dangereux.

Les *salaisons* avariées ont une coupe humide, violacée qui verdit rapidement; l'odeur qui s'en dégage est désagréable : c'est celle de rance, de moisi ou de putréfaction.

La *saumure* altérée a un goût amer, une odeur d'alcali, elle est trouble et mousseuse.

Conserves en boîtes. — Les boîtes de conserve de viande, exposées dans les charcuteries et épiceries peuvent être altérées et dangereuses à consommer. Rejeter toutes les boîtes dont le couvercle est bombé en haut et en bas et qui présentent une sensation de ballottement quand on les secoue.

Toutes ces préparations altérées sont dangereuses pour les personnes qui les consomment ; le préposé doit signaler toute trace d'avarie et interdire la vente en attendant l'inspection.

XVIII — Inspection de la volaille

Les oiseaux de basse-cour mis en vente sur les marchés et dans les magasins doivent être l'objet de saisie quand les cadavres sont avariés ou atteints d'affections qui les rendent dangereux à consommer.

Les volailles fraîches présentent les caractères suivants : absence d'odeur des cavités naturelles, plaie de saignée fraîche et inodore, œil brillant, plumes adhérentes à la peau, crête vive, rouge; peau nette, exempte de taches, chair ferme.

Les oiseaux avariés ont une odeur de putréfaction perçue surtout au bec, au croupion et à l'endroit de la saignée; l'œil est terne, vitreux et ne remplit plus l'orbite; des taches verdâtres, livides, sont disséminées sur la peau, surtout au ventre; les plumes s'arrachent facilement, la crête est molle, de couleur terne.

La maigreur extrême est due à une maladie quelconque qui a nécessité le sacrifice, souvent à une affection parasitaire ou à la *tuberculose* qu'on reconnaît à des petits points blancs disséminés sur le foie, la rate et les intestins; parfois à la *diphtérie* se décélant par du pus et des membranes sur les yeux et dans la gorge. Les volailles atteintes du *choléra* ont la crête violacée, des taches noires ou violettes sur la peau, le croupion souillé par des déjections liquides et odorantes.

XIX — Inspection du gibier

L'inspection du gibier mis en vente est surtout intéressante au point de vue du degré d'avarie qui peut le faire exclure de la consommation.

Une certaine tolérance doit forcément exister en raison des habitudes peu hygiéniques de manger le gibier plus ou moins *faisandé*, c'est-à-dire en partie corrompu.

Cependant la saisie s'impose quand il y a putréfaction manifeste, que le cadavre exhale une odeur repoussante, que la chair est molle, la peau humide, de couleur livide, que les plumes s'arrachent en entraînant des lambeaux de la peau.

Dans le gibier à *plumes*, les altérations débutent sous le ventre; dans le gibier à *poil* à la peau située entre les cuisses.

XX. — Inspection du poisson

Les poissons avariés peuvent occasionner des empoisonnements graves.

Le poisson frais a une simple odeur de *marée*, non repoussante; il est ferme, les écailles sont brillantes et adhérentes; l'œil est clair, les ouïes sont rouges ou d'un rose vermeil, humides; l'anus est fermé.

Les poissons avariés qui doivent être rejetés de la consommation ont les caractères suivants : aspect terne; écailles visqueuses, gluantes, se détachant facilement; les yeux sont ternes, vitreux, enfoncés dans la cavité; les ouïes sont sèches, grisâtres, plombées; la chair est molle et flasque, elle conserve l'empreinte du doigt; l'anus est béant. L'odeur nauséabonde du poisson avarié est facilement reconnue.

En cas de doute pour la volaille, le gibier et le poisson, le préposé devra interdire la vente et requérir le vétérinaire si le vendeur s'oppose à la saisie.

ANNEXES

Les tueries d'animaux de boucherie et celles de porcs font partie des *établissements classés* en raison de leur insalubrité et de leur incommodité; elles sont rangées dans la 2ᵉ classe et soumises à la surveillance administrative.

L'ouverture et le fonctionnement des tueries sont soumis à une réglementation spéciale : demande d'autorisation adressée au préfet sur papier timbré à 60 centimes, avec le plan de l'immeuble et un plan cadastral de 200 mètres de rayon ayant l'établissement pour centre.

La demande est soumise à une enquête *de commodo et incommodo* d'une durée de quinze jours, pendant lesquels les intéressés peuvent déposer leurs protestations motivées.

La requête est ensuite soumise à la commission sanitaire et approuvée par le conseil départemental d'hygiène. Après avis, le préfet prend ensuite un arrêté refusant ou autorisant l'établissement sous certaines conditions.

2º CONDITIONS IMPOSÉES AUX TUERIES

Les conditions imposées aux tueries varient un peu suivant les départements. A titre d'indication, voici celles exigées dans le département du Loiret :

A) *Tueries d'animaux de boucherie*

ART. 1. — M.   est autorisé à établir une tuerie d'animaux de boucherie dans un immeuble situé à   et disposé conformément aux indications du plan ci-annexé.

Cette autorisation est donnée sous les conditions suivantes :

Le sol de la tuerie sera rendu imperméable par un enduit en ciment, avec pente suffisante et rigole pour conduire les eaux de lavage dans une fosse étanche, dont la capacité sera de   litres. Le contenu de cette fosse, qu'elle soit ou non complètement remplie, devra être répandu sur un sol cultivé, avant toute putréfaction.

Les murs et cloisons des tueries seront recouverts, à l'intérieur, d'un enduit au mortier de ciment sur 2 mètres de hauteur, à partir du bas.

Aussitôt l'abatage et le dépeçage terminés, les parties cimentées seront lavées jusqu'à ce qu'il ne reste aucune trace de sang ni d'eau sanguinolente.

Sitôt recueilli, et avant d'être jeté au fumier, le sang sera mélangé, après division par malaxage, ou tamisage à la brosse rude au travers d'une claie, à une solution d'un per-sel de fer, jusqu'à consistance de mortier (1).

Les raclures de boyaux et autres déchets de triperie seront, le cas échéant, traités par ladite solution avant d'être jetés au fumier.

Les cuvettes à sang, le malaxeur ou la claie servant à diviser le sang seront aussi nettoyés avec la même solution.

Les peaux fraîches, les os, suifs et autres débris inutilisables dans l'établissement seront toujours enlevés et livrés avant toute putréfaction.

·Les matières contenues dans les estomacs et intestins pourront être jetées au fumier. Un arrosage du fumier avec la solution ferrique étendue suivra chaque nouveau déversement de matières.

Les fumiers seront enlevés tous les quinze jours en hiver et à la fin de chaque semaine en été.

Quant aux viandes et organes saisis, aux estomacs,

------

(1) Cette solution exige environ un litre de sel pour un litre et demi d'eau. Dix litres de sang exigent un litre de cette solution. Plus la solution est vieille, meilleure elle est et moins il en faut.

panses, boyaux, fœtus et autres débris organiques quelconques, impropres à l'alimentation, ils devront, après dénaturation au pétrole, s'ils ne sont livrés de suite à l'équarrissage, être enfouis à bref délai, surtout en été, dans le sol, loin de toute habitation, dans les conditions prévues par la loi sur le Code rural du 21 juin 1898.

Tout exploitant d'une tuerie devra être constamment approvisionné d'un minimum de 100 kilos d'un per-sel de fer.

ART. 2. — Le permissionnaire sera tenu, en outre, de prendre toutes les précautions nécessaires dans l'intérêt de la salubrité et de la sûreté publiques, et de se conformer, dans le même but, à toutes les mesures de précaution et autres dispositions que l'administration jugerait utile de lui prescrire par la suite.

ART. 3. — Il est expressément défendu de donner aucune extension à l'établissement objet du présent arrêté avant d'en avoir obtenu l'autorisation.

ART. 4. — Faute par le permissionnaire de se conformer aux conditions indiquées dans le présent arrêté et à celles qui pourraient lui être imposées par la suite, la présente permission sera considérée comme nulle et non avenue.

ART. 5. — La présente permission cessera d'avoir son effet dans le cas où il s'écoulerait, à compter du jour de sa notification, un délai de six mois avant que l'établissement eût été mis en activité, ou si son exploitation était interrompue pendant le même laps de temps.

ART. 6. — Le permissionnaire devra, en cas de cession de son établissement, faire connaître à la préfecture, dans un délai de quinze jours, le nom de son successeur et la date de cette cession.

ART. 7. — Ladite autorisation est accordée sans préjudice des droits des tiers, tous moyens et voies de droit étant expressément réservés à ces derniers pour les dommages que pourrait leur causer l'établissement dont il s'agit.

ART. 8. — Le présent arrêté sera déposé en copie aux archives de la commune de   et il devra en être donné communication, sans déplacement, à toute personne intéressée qui en fera la demande.

ART. 9. — Le présent arrêté sera notifié au permissionnaire par M. le maire de   chargé d'en assurer l'exécution, et de s'opposer à la mise en activité de l'établissement jusqu'à ce que les conditions ci-dessus prescrites aient été remplies.

B) *Tueries de porcs*

Les conditions imposées sont les suivantes :

Les porcs seront saignés dans une pièce disposée à cet effet, ou dans une cour, et le sang sera recueilli;

Il ne devra jamais séjourner sur le sol, ni dans les environs, de sang ou d'eau sanguinolente provenant de la tuerie;

Des matières animales en putréfaction ne devront jamais se trouver dans l'établissement;

Le fumier de porc sera arrosé avec une solution de per-sel de fer aussi fréquemment que cela sera nécessaire pour éviter qu'il n'incommode le voisinage.

Aucune matière animale ne pourra être jetée au fumier, sauf le contenu des intestins et de l'estomac qui pourra y être enfoui.

3° EXTRAIT DES DISPOSITIONS LÉGALES
RELATIVES A L'INSPECTION DES VIANDES
I — *Loi du 5 avril 1884*
concernant l'organisation municipale

ART. 88. — Le maire nomme à tous les emplois communaux pour lesquels les lois, décrets et ordonnances actuellement en vigueur ne fixent pas un droit spécial de nomination.....

ART. 91. — Le maire est chargé, sous la surveillance de l'administration supérieure, de la police municipale.....

ART. 97. — La police municipale a pour objet d'assurer le bon ordre, la sûreté et la *salubrité* publiques. Elle comprend notamment : ..... *la salubrité des comestibles exposés en vente.....*

ART. 99. — Les pouvoirs qui appartiennent au maire, en vertu de l'article 91, ne font pas obstacle au droit du préfet de prendre pour toutes les communes du département, et dans les cas où il n'y aurait pas été pourvu, toutes les mesures relatives au maintien de la salubrité publique.

Ce droit ne pourra être exercé par le préfet, à l'égard d'une seule commune, qu'après une mise en demeure au maire restée sans résultat.

II — *Loi du 1er août 1905, sur la répression des fraudes*

ART. 3. — Seront punis des peines portées à l'article 1 de la présente loi : 1º ceux qui falsifieront des denrées servant à l'alimentation de l'homme.....; 2º ceux qui exposeront, mettront en vente ou vendront des denrées qu'ils sauront *falsifiées*, ou *corrompues*, ou *toxiques.*

ART. 4. — Seront punis de..... ceux qui, sans motifs légitimes, seront trouvés détenteurs, dans leurs magasins, boutiques, ateliers, maisons ou voitures servant à leur commerce..., ainsi que dans les gares, foires et marchés..., de denrées qu'ils savaient falsifiées, corrompues ou toxiques.

III — *Loi du 21 juin 1898 sur le Code rural*

ART. 27. — La chair des animaux morts d'une maladie, quelle qu'elle soit, ne peut être vendue et livrée à la consommation.....

Art. 43. — Lorsque les animaux ont dû être abattus comme atteints de péripneumonie contagieuse, de *tuberculose* et de pneumo-entérite infectieuse, la chair ne pourra être livrée à la consommation qu'en vertu d'une autorisation du maire, *sur l'avis conforme, écrit et motivé, délivré par le vétérinaire sanitaire.*

IV — *Décret du 6 octobre 1904*

Art. 47. — Les viandes d'animaux tuberculeux sont saisies et exclues de la consommation, soit en totalité, soit en partie, selon les cas déterminés par arrêtés ministériels.....

Art. 78. — Il est interdit de hâter, par effusion du sang, la mort des animaux atteints de *charbon.*

V — *Loi du 8 janvier 1905 sur les abattoirs publics*

Art. 1. — Les communes soumises ou non à l'octroi, mais possédant un abattoir public, auront le droit de taxer au maximum à 2 centimes par kilo de viande net les viandes de toute nature abattues dans l'établissement.

Il pourra être perçu, par ces communes, une taxe de 1 centime au maximum par kilo de viande net, sur les viandes dites à la main ou foraines, pour frais de visite ou de poinçonnage.

Art. 2. — La mise en activité d'un abattoir public dans une commune..... entraînera de plein droit la suppression des tueries particulières.....

Art. 5. — Dans les communes dépourvues d'un abattoir....., une taxe de 1 centime au plus par kilo de viande net qui y sera abattue pourra être établie pour droit de visite et de poinçonnage.

La même taxe pourra être établie pour les viandes importées du dehors ou abattues hors de la commune.

VI — *Modèle d'arrêté préfectoral*
concernant l'inspection des tueries
(Fourni par le ministère de l'agriculture)

Nous, préfet d   vu   consi-
dérant   ,

Arrêtons :

ART. 1. — Les tueries particulières doivent, conformément aux dispositions de l'article 63 de la loi du 21 juin
1898, être placées sous la surveillance permanente d'un
vétérinaire. A cet effet, MM. les maires des communes
où existent de ces établissements prendront sans retard,
s'ils ne l'ont déjà fait, un arrêté portant création, organisation et réglementation du service d'inspection sanitaire des tueries particulières, ainsi que des viandes destinées à être livrées à la consommation publique, soit sur
place, soit dans d'autres communes. Cet arrêté désignera
le vétérinaire chargé de cette inspection, et qui sera agréé
par nous. Il pourra lui être adjoint un surveillant qui
devra posséder des connaissances suffisantes pour se rendre
compte de l'état sanitaire des animaux et de la salubrité
des viandes.

ART. 2. — Le vétérinaire inspecteur sera astreint à
effectuer, dans les tueries particulières, boucheries, charcuteries, triperies et autres lieux de dépôt de viandes, des
visites dont le minimum sera fixé par l'arrêté municipal
réglementaire. En dehors de ces visites, la surveillance sera
exercée par le préposé surveillant.

Cet agent aura pour mission d'examiner les animaux
sur pied et après l'abatage. Toutes les fois qu'il constatera
l'état anormal des viscères ou de la viande et que des contestations s'élèveront entre lui et les intéressés, il devra immédiatement en aviser l'autorité municipale. Celle-ci pré-
viendra immédiatement le vétérinaire inspecteur, qui devra

se transporter d'urgence à l'établissement pour statuer sur le cas en litige.

Le vétérinaire inspecteur et le préposé surveillant, pour l'accomplissement de leurs fonctions, auront libre accès, à toute heure, dans les tueries et pendant les heures légales dans les boucheries, charcuteries, triperies.

Art. 3. — Afin de permettre le fonctionnement du service d'inspection, toute personne qui voudra sacrifier un animal en vue de la consommation publique devra, au préalable, en faire la déclaration à la mairie. Cette déclaration, qui indiquera l'heure de l'abatage, devra être faite dans les délais fixés par l'arrêté municipal organisant le service d'inspection.

Cette déclaration sera effectuée au moyen d'une feuille détachée d'un carnet à souche, qui sera fournie aux intéressés par la mairie.

Toutefois, en cas d'abatage d'urgence (celui dont la nécessité est rendue immédiate par un accident), le propriétaire sera dispensé de la déclaration préalable si les circonstances l'exigent; mais il n'en devra pas moins prévenir l'autorité, et la viande ne pourra être livrée à la consommation qu'après la visite faite par le vétérinaire inspecteur.

Art. 4. — Les viandes destinées à la consommation publique devront être marquées d'une estampille portant en inscription le nom de la commune et la mention : « Inspection sanitaire », ainsi que tout autre signe particulier ou distinctif jugé utile par l'autorité municipale sur la demande du vétérinaire inspecteur. Afin de faciliter le contrôle, on se servira d'une estampille à roulette qu'on appliquera de façon que les morceaux dépecés conservent trace de l'estampille.

Art. 5. — Les viandes ou organes reconnus impropres à la consommation seront saisis et dénaturés de manière à les rendre inconsommables. Lorsque la décision du vétérinaire inspecteur sera contestée par le propriétaire ou le vétérinaire appelé par lui, le vétérinaire départemental sera appelé en qualité d'arbitre pour décider, en dernier ressort, si l'intéressé y consent. Dans le cas contraire, les règles de droit commun seront applicables.

ART. 6. — Toute saisie effectuée sera consignée sur un registre spécial, avec la date de l'abatage, le signalement de l'animal, le nom du propriétaire, les nom, prénoms et domicile du vendeur, le motif de la saisie, la désignation des parties saisies, leur poids, leur valeur et tous renseignements nécessaires pour l'établissement, au besoin, des procès-verbaux de saisie et d'estimation en vue des indemnités accordées dans le cas de saisie de viande pour cause de tuberculose.

ART. 7. — Lorsqu'une maladie contagieuse, qu'elle motive ou non une saisie, sera constatée par le vétérinaire inspecteur, déclaration en sera immédiatement faite aux autorités intéressées dans les formes et délais prescrits par la loi du 21 juin 1898 (art. 31) et le décret du 6 octobre 1904 (art. 1 et 101). Cette déclaration indiquera la nature de la maladie, la provenance de l'animal, le nom et le domicile du vendeur.

ART. 8. — Pour couvrir les dépenses résultant de l'organisation et du fonctionnement du service d'inspection sanitaires des tueries et des viandes foraines, il sera perçu une taxe dont la quotité, fixée par délibération du conseil municipal, ne pourra dépasser un centime par kilo de viande net.

Pour ces animaux, les taxes seront fixées :

Par taureau, bœuf   ; par vache   ;
par veáu âgé de moins de quatre mois   ; par
mouton   ; par chèvre   ; par porc;
par cheval, âne ou mulet   .

Le produit de ces différentes taxes sera versé à la caisse municipale, comme toutes les autres recettes communales.

Art. 9. — Les tueries particulières étant classées parmi les établissements dangereux, insalubres ou incommodes de 2e classe, leur ouverture ne peut avoir lieu qu'après autorisation préalable, conformément aux dispositions générales visant les établissements classés.

Les propriétaires de tueries particulières non autorisées devront, dans le délai de   , à partir de la publication du présent arrêté, se pourvoir de l'autorisation prescrite. Passé ce délai, les tueries dont les propriétaires ne se seront pas conformés à la législation en vigueur seront fermées d'office.

Art. 10. — Il est rappelé qu'en vertu de l'article 2 de la loi du 8 janvier 1905, dans les communes possédant un abattoir public, les tueries et triperies particulières seront de plein droit supprimées.

Art. 11. — Toute contravention aux dispositions qui précèdent seront constatées par des procès-verbaux et déférées aux tribunaux compétents.

Art. 12. — MM. les sous-préfets, maires, vétérinaire délégué, vétérinaire sanitaire, commissaires de police et gardes champêtres sont chargés, chacun en ce qui le concerne, de l'exécution du présent arrêté.

VII — *Modèle d'arrêté à prendre par les maires* (fourni par le ministère de l'agriculture) *pour l'organisation du service d'inspection des tueries.*

Le maire de la commune de

Vu les lois du   ; l'arrêté préfectoral du   ; la délibération du conseil municipal du   , qui fixe la quotité de la taxe à percevoir pour couvrir les frais de cette surveillance;

Arrête :

Art. 1. — Il est institué, dans la commune de   , un service d'inspection sanitaire des tueries particulières et des viandes destinées à la consommation publique.

Ce service est assuré par un vétérinaire municipal nommé par nous, agréé par M. le préfet et assermenté. Un préposé surveillant lui est adjoint pour l'assister, sous contrôle, dans son service d'inspection des tueries et des viandes.

ART. 2. — Aucun animal ne pourra être abattu, dans les tueries particulières de la commune de   , sans avoir été préalablement visité par le service d'inspection, et la viande provenant de cet animal ne pourra être mise en vente sans avoir été estampillée par ce service.

ART. 3. — Tout boucher, charcutier ou autre marchand de viande, tout particulier qui voudra sacrifier sur le territoire de la commune de   un animal en vue de la consommation publique, devra, au préalable, en faire la déclaration au préposé surveillant, au moins   heures avant l'abatage.

Sauf circonstances exceptionnelles, cette déclaration d'abatage ne sera reçue que de   heures du matin à   heures du soir. Cette déclaration mentionnera le nombre et l'espèce des animaux à abattre, ainsi que l'heure de leur abatage. Elle sera extraite d'un carnet à souche fourni par la commune.

ART. 4. — Après l'abatage et l'habillage des animaux, aucune partie de la bête, aucun organe ou partie d'organe, aucun viscère ne pourra être enlevé avant l'inspection. Il est également interdit d'enlever la plèvre et le péritoine et de leur faire subir aucun grattage.

ART. 5. — Le vétérinaire inspecteur sera tenu de visiter les tueries particulières, boucheries, charcuteries, triperies et autres lieux de dépôt de viandes au moins   fois par   autant que possible les jours d'abatage.

A chacune de ses visites, le vétérinaire inspecteur signera

la déclaration d'abatage en y consignant, s'il y a lieu, les observations qu'il aura faites.

En l'absence du vétérinaire, il sera procédé à la visite des animaux et des viandes par le préposé surveillant. Toutes les fois que ce dernier aura des doutes sur la santé de l'animal ou sur la salubrité de la viande, que des contestations surgiront entre les bouchers et lui, il devra nous en aviser, afin que le vétérinaire inspecteur, appelé d'urgence, vienne sans retard visiter l'animal ou la viande et statuer sur la décision à prendre.

Art. 6. — Les viandes provenant d'animaux sacrifiés en dehors du territoire de la commune de   (viandes foraines), ne pourront être introduites, en vue de leur vente, sur le territoire de la commune de   que si elles sont accompagnées d'un certificat d'origine et de salubrité, délivré par un vétérinaire qui aura assisté à l'abatage de l'animal. Elles devront, en outre, être marquées d'une estampille dont le timbre sera reproduit sur le certificat.

Seront dispensés de la production du certificat :

1º Les abats et issues; 2º les viandes foraines dépecées, provenant d'animaux sacrifiés dans un abattoir public ou dans une tuerie particulière régulièrement inspectée, si chaque morceau porte l'estampille du service d'inspection; 3º les viandes présentées au moins par quartiers, le poumon adhérent au quartier de devant, les rognons au quartier de derrière, la plèvre et le péritoine étant gardés intacts.

Art. 7. — Aucune viande foraine ou abats comestibles ne pourront être mis en vente dans la commune de sans avoir été visités et estampillés par le service d'inspection de la commune.

Art. 8. — Les viandes reconnues bonnes pour la consommation seront marquées à l'aide d'une estampille à roulettes portant le nom de la commune et la mention : « Inspection sanitaire ». Cette estampille sera appliquée sur chaque côté de l'animal, tout le long de la colonne vertébrale, et sur toute la longueur des membres. Si cela est jugé utile, elle sera aussi appliquée chez les grands animaux sur les flancs et les côtés.

Art. 9. — Toute partie d'animal reconnue impropre à la consommation sera saisie et dénaturée, aux frais du propriétaire. Toute saisie sera consignée sur le registre spécial avec toutes les mentions nécessaires, conformément aux dispositions de l'arrêté préfectoral.

Art. 10. — En cas de contestation entre le vétérinaire inspecteur et le boucher ou charcutier, le vétérinaire départemental ou un vétérinaire inspecteur d'abattoir public sera appelé en qualité d'arbitre pour statuer en dernier ressort, si l'intéressé y consent. Dans le cas contraire, un expert, nommé par décision judiciaire, tranchera le différend. Les frais d'arbitrage seront à la charge de la partie qui succombera.

Art. 11. — Qu'il y ait ou non saisie de viande, la constatation sur un animal vivant ou abattu d'une des maladies contagieuses énumérées dans la loi doit faire l'objet d'une déclaration immédiate à la mairie, avec la désignation du nom du propriétaire et l'indication du lieu de provenance de l'animal.

Art. 12. — Pour couvrir les frais d'inspection, il sera perçu une taxe fixée à   par kilo de viande net.

Pour les animaux sacrifiés dans les tueries particulières, la taxe au kilo est remplacée par une taxe :

De   par tête de bœuf ou taureau; de   par vache; de   par veau âgé de moins de quatre mois; de   par mouton; de   par chèvre; de   par porc et de   par cheval, âne ou mulet.

Art. 13. — Toutes infractions aux dispositions du présent arrêté seront poursuivies conformément aux lois.

Art. 14. — Le vétérinaire sanitaire, le préposé surveillant et le garde champêtre sont chargés, chacun en ce qui le concerne, de l'exécution du présent arrêté qui sera publié et affiché.

Fait à   , le   19   .

Le Maire,

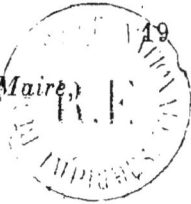

TABLE DES MATIÈRES

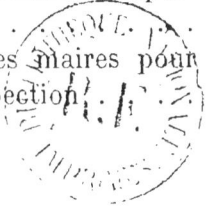

Nancy, impr. Berger-Levrault et Cie

www.ingramcontent.com/pod-product-compliance
Lightning Source LLC
Chambersburg PA
CBHW070903210326
41521CB00010B/2041